La Gemmothérapie simplifiée :

Un Outil Incontournable pour Naturopathes et Thérapeutes

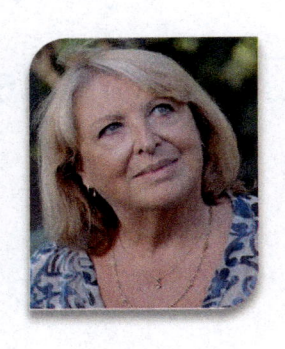

Copyright © 2023 DANIELLE GARDET GENDRE
Tous droits réservés.
ISBN : 9798867268985

La Gemmothérapie simplifiée :
Un Outil Incontournable pour Naturopathes et Thérapeutes

Avertissement

La gemmothérapie, présentée dans ce livre, est une forme de médecine complémentaire reconnue dans certains pays.

Elle repose sur l'utilisation d'extraits de bourgeons et de jeunes pousses de plantes pour favoriser la santé et le bien-être.

Il est important de noter que les pratiques et les recommandations contenues dans ce livre ne doivent pas remplacer les conseils médicaux professionnels.

La gemmothérapie peut être un complément utile à votre santé globale, mais elle ne doit pas se substituer aux soins médicaux conventionnels.

Nous recommandons fortement de consulter un médecin ou un professionnel de la santé qualifié avant de commencer tout nouveau traitement, y compris la gemmothérapie, surtout en cas de conditions médicales préexistantes, pour les femmes enceintes et les enfants.

Ce livre vise à offrir un aperçu informatif et responsable de la gemmothérapie, mais n'a pas pour but de remettre en cause les pratiques médicales établies.

La Gemmothérapie simplifiée :
Un Outil Incontournable pour Naturopathes et Thérapeutes

Dédicace

Chers lecteurs,

Je suis ravie de vous accueillir dans le monde fascinant de la gemmothérapie, une passion qui a guidé ma carrière et enrichi ma vie.

Ma quête du bien-être holistique m'a menée à Brignoles, où j'ai eu le plaisir de gérer mon propre magasin bio et d'exercer en tant que naturopathe pendant plus de dix ans.

Cette période a été cruciale dans mon parcours, me permettant de développer une gamme spécialisée de compléments alimentaires bio, avec un accent particulier sur la gemmothérapie.

J'ai eu l'opportunité unique de former des professionnels de santé et de constater la complexité de la gemmothérapie, principalement due à ses nombreuses possibilités d'association et de combinaison.

Cette prise de conscience m'a inspirée à créer ce livre, conçu comme un guide exhaustif et pratique pour les naturopathes, les revendeurs, et tous ceux intéressés par la gemmothérapie.

Son organisation systématique, abordant la gemmothérapie système par système, avec des indications spécifiques et un tableau indicatif par bourgeon, vous permet de cibler l'utilisation des bourgeons et de créer des systèmes personnalisés adaptés à chaque besoin.

Vous pouvez ainsi facilement élaborer vos propres complexes et synergies, adaptés à diverses conditions de santé.

Je souhaite que ce livre devienne un outil incontournable pour tous ceux qui cherchent à approfondir leur compréhension et leur pratique de cette discipline captivante.

Il est conçu pour être une référence, une "bible" de la gemmothérapie, qui condense en un seul volume tout ce qu'il faut savoir pour conseiller et prescrire de manière professionnelle et efficace.

Mon objectif est de rendre la gemmothérapie accessible et compréhensible pour tous, offrant ainsi un accès direct et structuré à une mine d'informations essentielles.

Avec mes meilleurs vœux de santé et de bien-être,

Danielle Gardet Gendre

La Gemmothérapie simplifiée :
Un Outil Incontournable pour Naturopathes et Thérapeutes

Préface

Originaire de Marseille, j'ai débuté mon parcours dans le secteur paramédical, travaillant dans divers services hospitaliers.

Cette expérience m'a permis de développer une compréhension approfondie des besoins en santé et bien-être, m'ouvrant les portes vers des disciplines complémentaires telles que la naturopathie, la réflexologie, l'iridologie, et l'hypnose Ericksonienne, enrichies par l'énergétique traditionnelle chinoise.

Au fil des années, ma passion pour le bien-être holistique m'a conduit à Brignoles, où j'ai exercé mes activités de Naturopathe et géré mon propre magasin bio pendant plus de dix ans.

Parallèlement, j'ai créé une gamme de compléments alimentaires bio, se concentrant particulièrement sur la gemmothérapie.

Cette expérience m'a permis de former des professionnels de santé, m'amenant à constater la complexité de la gemmothérapie, surtout due à ses nombreuses possibilités d'association et de combinaison.

Ce livre est le fruit de cette expérience.

Il se veut un guide exhaustif et pratique, destiné aux naturopathes, aux revendeurs, et à toute personne s'intéressant à la gemmothérapie.

Son organisation systématique, abordant la gemmothérapie système par système, avec des indications spécifiques et un tableau indicatif par bourgeon, permet de cibler l'utilisation des bourgeons et d'incorporer un système adapté à chaque besoin.

Grâce à ce tableau, les lecteurs peuvent facilement créer des synergies efficaces, adaptées à diverses conditions de santé.

Mon objectif est de fournir un ouvrage de référence, une "bible" de la gemmothérapie, qui condense en un seul volume tout ce qu'il faut savoir pour conseiller et prescrire de manière professionnelle et efficace.

Je souhaite que ce livre soit un pilier pour ceux qui cherchent à approfondir leur compréhension et leur pratique de cette discipline fascinante, en offrant un accès direct et structuré à une mine d'informations essentielles.

Table des matières

1. **Introduction à la Gemmothérapie** 17
   - **Définition et histoire de la gemmothérapie** 18
     - Définition de la Gemmothérapie 18
     - Histoire de la Gemmothérapie 19
   - **Principes actifs et préparation des extraits de bourgeons** 21
     - Concentration en Principes Actifs 21
     - Préparation des Extraits : La Macération 21
     - Filtration et Conservation 22
   - **Mécanismes d'action des extraits de bourgeons sur le métabolisme** 23
     - Synergie des Composants 24
     - Stimulation des Voies Métaboliques 24
     - Détoxification et Drainage 25
     - Régénération et Réparation Cellulaire 25
     - Modulation du Système Immunitaire 26
     - Interaction avec le Microbiome 26
     - Conclusion 26
   - **Évaluation des besoins individuels et sélection des bourgeons appropriés** 27
     - Analyse Holistique de l'Individu 27
     - Identification des Déséquilibres Fonctionnels . 28
     - Considération des Propriétés des Bourgeons 28
     - Prise en Compte des Contre-Indications 29
     - Consultation d'un Spécialiste 29
     - Suivi et Ajustement 30
     - Conclusion 30
2. **Fondements Scientifiques de la Gemmothérapie** . 31
   - **Recherche et études sur la gemmothérapie** 33
   - **Synergie des composants des bourgeons et leurs effets biologiques** 35

- **Profils phytochimiques des bourgeons et implications thérapeutiques** 37
3. Gemmothérapie, système par systeme 39
Gemmothérapie de l'allergie 39
- Cassis 39
- Genèvrier 40
- Pin 40
- Romarin 40
- Viorne 40
- Indications spécifiques 41
Gemmothérapie du foie 42
- Genèvrier 42
- Bouleau 42
- Cassis 43
- Cornouiller 43
- Frêne 43
- Noisetier 43
- Noyer 44
- Romarin 44
- Seigle 44
- Sequoïa 44
- Indications spécifiques 45
Gemmothérapie du systeme uro genital 46
- Airelle 46
- Aulne glutineux 46
- Bouleau 46
- Sève de bouleau 47
- Cassis 47
- Châtaignier 48
- Frêne 48
- Genèvrier 48

- Noisetier 48
- Romarin 49
- Indications spécifiques 49

Gemmothérapie du systeme digestif 50
- Airelle 50
- Bouleau 50
- Cassis 51
- Figuier 51
- Framboisier 51
- Genèvrier 52
- Noyer 52
- Romarin 52
- Vigne 52
- Indications spécifiques 53

Gemmothérapie du systeme nerveux 55
- Amandier 55
- Aubépine 55
- Chêne 55
- Cassis 55
- Figuier 56
- Olivier 56
- Romarin 56
- Sapin 57
- Sequoïa 57
- Tilleul 57
- Indications spécifiques 58

Gemmothérapie du systeme pulmonaire 60
- Noisetier 60
- Cassis 60
- Gui 60
- Ronce 61

Viorne 61

Aulne 61

Noyer 61

Indications spécifiques 62

Gemmothérapie du systeme circulatoire 63

Aubépine 63

Amandier 63

Aulne 63

Châtaignier 64

Chêne 64

Cornouiller 64

Eglantier 64

Gui 65

Marronnier 65

Noisetier 65

Olivier 66

Sorbier 66

Indications spécifiques 66

Gemmothérapie du systeme osteo articulaire ... 69

Bouleau 69

Cassis 69

Cornouiller 70

Frêne 70

Genèvrier 70

Noyer 70

Orme 70

Pin 71

Ronce 71

Sapin 71

Sequoïa 72

Tilleul 72

Vigne 72
Indications spécifiques 73
4. Complexes gemmothérapie 75
Complexe articulation 75
Cassis 75
Vigne 76
Pin 76
Complexe calme stress 77
Figuier 77
Tilleul 77
Olivier 77
Complexe circulatoire 78
Amandier 78
Châtaignier 78
Complexe défenses naturelles 79
Cassis 79
Genévrier 79
Romarin 80
Ronce 80
Complexe drainage 81
Genévrier 81
Olivier 81
Tilleul 82
Complexe digestion 83
Genévrier 83
Romarin 83
Frêne 83
Complexe ménopause 84
Framboisier 84
Airelle 84
Ronce 85

Complexe éclat de la peau 86
- Figuier 86
- Airelle 86
- Framboisier 86

Complexe minceur 87
- Cassis 87
- Châtaignier 87
- Frêne 88
- Genévrier 88
- Figuier 88

Complexe renfort des os 89
- Framboisier 89
- Frêne 89
- Airelle 89
- Ronce 90

Complexe respiration 91
- Eglantier 91
- Pin 91
- Ronce 91

Complexe tonus 92
- Cassis 92
- Genévrier 92
- Olivier 93
- Romarin 93

- Gemmothérapie de la Femme 94
- Airelle 94
- Aulne 94
- Bouleau 94
- Chêne 95
- Figuier 95
- Framboisier 95

- Gui 96
- Pin 96
- Romarin 96
- Ronce 97
- Sequoïa 97
- Sorbier 97
- Orme 97
- Indications spécifiques 98

- Gemmothérapie de l'Homme 99
- Bouleau 99
- Cassis 99
- Chêne 100
- Romarin 100
- Sequoïa 100
- Indications spécifiques 101

- Gemmothérapie de l'enfant 102
- Bouleau 102
- Eglantier 102
- Pin 103
- Romarin 103
- Sapin 103
- Indications spécifiques 104

- Minceur et Drainage 105
- Cassis 105
- Châtaignier 105
- Frêne 106
- Genévrier 106
- Figuier 106

5. Tableau indicatif par bourgeon 107
- Airelle Jeunes pousses 107
- Amandier Bourgeons 107

Aubépine Bourgeons 108
Aulne Bourgeons 108
Bouleau Blanc Bourgeons 108
Bruyère Jeunes pousses 109
Cassis Bourgeons 109
Charme Bourgeons 109
Châtaignier Bourgeons 110
Chêne Bourgeons 110
Citronnier Jeunes pousses 110
Cornouiller Bourgeons 111
Eglantier Jeunes pousses 111
Figuier Bourgeons 112
Framboisier Jeunes pousses 112
Frêne Bourgeons 113
Genèvrier Jeunes pousses 113
Ginkgo Jeunes pousses 114
Noyer Bourgeons 114
Olivier Jeunes pousses 114
Orme Bourgeons 115
Marronnier Bourgeons 115
Myrtilles Jeunes pousses 115
Noisetier Bourgeons 116
Pin Bourgeons 116
Pommier Jeunes pousses 116
Romarin Jeunes pousses 117
Ronce Jeunes pousses 117
Sapin Jeunes pousses 117
Seigle Radicelles 118
Sorbier Bourgeons 118
Tilleul Bourgeons 118
Vigne Bourgeons 119

Viorne Bourgeons 119

6. Pratique de la Gemmothérapie 120

- Protocoles de dosage et administration des extraits de bourgeons 120

Principes de Base du Dosage 121
Adultes et Adolescents 121
Enfants 121
Administration des Extraits 122
   Dilution et Prise 122
   Durée du Traitement 122
Précautions et Contre-indications 123
Suivi et Ajustement du Traitement 124
Protocoles Spécifiques 124
6. Conclusion 125

- Intégration de la gemmothérapie dans une pratique holistique de santé 125

Compréhension Holistique du Patient 126
Gemmothérapie et Approches Complémentaires
.... 126
Écoute et Communication 127
Suivi et Adaptation du Traitement 127
Éducation et Autonomisation du Patient 128
Conclusion 128

7. Conclusion et Perspectives d'Avenir 129

- Résumé des bénéfices de la gemmothérapie .. 130
- Développements futurs et direction de la recherche 133
- Création d'une pratique de gemmothérapie durable et responsable 135

8. Glossaire des termes de gemmothérapie 138

A propos de l'auteur 142

1. Introduction à la Gemmothérapie

La gemmothérapie, science des bourgeons et des jeunes pousses, se présente comme une branche prometteuse de la phytothérapie moderne.

Utilisant les tissus embryonnaires végétaux en croissance, tels que les bourgeons et les jeunes pousses d'arbres et d'arbustes, cette méthode thérapeutique unique concentre toute la puissance et l'énergie vitale des plantes.

Elle tire son nom de « gemmae », qui signifie « bourgeon » en latin et symbolise le commencement et le potentiel de vie.

La gemmothérapie est fondée sur l'idée que les bourgeons et les jeunes pousses sont riches en acides nucléiques et hormones de croissance, en plus d'autres composés végétaux actifs, les rendant particulièrement efficaces pour stimuler divers processus dans le corps humain.

Elle vise à exploiter les propriétés régénératives et purificatrices de ces éléments pour renforcer les systèmes naturels de défense de l'organisme et promouvoir un équilibre harmonieux.

Dans ce chapitre, nous explorerons l'histoire, les principes et les applications pratiques de la gemmothérapie.

Nous examinerons comment cette forme de traitement peut être intégrée à un mode de vie sain pour prévenir et atténuer diverses affections, en mettant l'accent sur son approche douce et non intrusive.

Que vous soyez un praticien expérimenté ou simplement curieux de découvrir les bienfaits des extraits de bourgeons, ce chapitre vous fournira un aperçu solide et éclairant de cette modalité thérapeutique fascinante.

- Définition et histoire de la gemmothérapie

Définition de la Gemmothérapie

La gemmothérapie est une forme de phytothérapie qui utilise les bourgeons, les jeunes pousses d'arbres et d'arbustes, ainsi que les radicelles.

Ces éléments végétaux embryonnaires sont récoltés au printemps, à un moment clé de leur cycle naturel, où ils regorgent de potentiel et d'énergie pour la croissance future.

Ils sont ensuite préparés frais et macérés directement, permettant d'extraire l'ensemble des principes actifs, tels que les hormones végétales, les acides nucléiques, les sels minéraux, les oligo-éléments et les vitamines, qui ne se trouvent pas dans la plante adulte.

Cette méthode est réputée pour sa capacité à agir en profondeur sur l'organisme et à soutenir ses fonctions d'auto-régulation et de guérison.

Histoire de la Gemmothérapie

L'histoire de la gemmothérapie débute dans les années 1950 avec le Dr. Pol Henry, un médecin belge qui est souvent considéré comme le père de la gemmothérapie.

Dr. Henry et ses collaborateurs ont mené une série de recherches qui ont abouti à la formulation du concept de « phytoembryothérapie », prédécesseur de la gemmothérapie actuelle.

Cette pratique était basée sur l'idée que les tissus embryonnaires végétaux contiennent « toute la puissance de l'avenir de la plante », selon les mots du Dr. Henry.

Au fil des années, le Dr. Henry a développé et affiné sa méthode, établissant des protocoles pour la préparation et l'utilisation des macérats.

La Gemmothérapie simplifiée :
Un Outil Incontournable pour Naturopathes et Thérapeutes

C'est dans les années 1970 que le médecin français Max Tétau a repris les travaux de Henry, les a popularisés et a introduit le terme « gemmothérapie », qui est maintenant largement utilisé.

La gemmothérapie s'est progressivement diffusée en Europe et dans le monde, gagnant en popularité non seulement parmi les praticiens de la médecine alternative, mais aussi chez les individus à la recherche de méthodes de soins naturels et holistiques.

À l'heure actuelle, elle est reconnue pour son approche unique et ses contributions significatives à la santé préventive et au bien-être général.

Dans le prochain sous-chapitre, nous aborderons les fondements scientifiques et les mécanismes d'action de la gemmothérapie, qui expliquent comment les extraits de bourgeons peuvent influencer la santé et la vitalité humaines.

- Principes actifs et préparation des extraits de bourgeons

Concentration en Principes Actifs

Au cœur de la gemmothérapie se trouve l'exploitation des bourgeons, des jeunes pousses et des radicelles, qui sont récoltés à un moment clé de leur développement où ils regorgent de vitalité.

Ces éléments végétaux sont des réservoirs de principes actifs comme des flavonoïdes et des hormones de croissance, ainsi que des nutriments essentiels tels que vitamines et oligo-éléments.

Leur richesse naturelle en composés biochimiques bénéfiques est unique et ne se retrouve pas dans les plantes adultes à de telles concentrations.

Préparation des Extraits : La Macération

La transformation des bourgeons en remèdes de gemmothérapie commence par une étape cruciale : la macération.

La Gemmothérapie simplifiée :
Un Outil Incontournable pour Naturopathes et Thérapeutes

Pour préserver l'intégrité des composants actifs, il est essentiel que les bourgeons, les jeunes pousses et les radicelles soient frais et jamais congelés. Immédiatement après leur récolte, ils sont préparés pour la macération.

Dans un processus respectant la tradition et la précision, ces éléments végétaux sont immergés dans un mélange constitué d'eau, de glycérine végétale et d'alcool, pris en parts égales.

Ce milieu triphasique est idéal pour extraire et conserver les principes actifs sans altération.

La macération se déroule à température ambiante et s'étend sur plusieurs semaines, période pendant laquelle les substances actives se diffusent dans le liquide.

Filtration et Conservation

Après la période de macération, le mélange est filtré pour éliminer les matières végétales, ne laissant qu'un extrait liquide concentré.

Cet extrait, appelé macérat-mère, est un condensé de tous les principes actifs du végétal.

Il est ensuite dilué pour être utilisé en gemmothérapie selon les besoins spécifiques et les conseils d'un professionnel de santé.

La qualité de l'extrait final repose non seulement sur la fraîcheur des bourgeons mais aussi sur l'exactitude du processus de macération.

Chaque étape, de la sélection des bourgeons à la conservation de l'extrait, doit être réalisée avec soin pour garantir un produit final pur, efficace et fidèle à la puissance originelle de la plante.

Dans la suite de notre exploration, nous aborderons les modalités d'utilisation de ces extraits concentrés et les bienfaits qu'ils peuvent apporter dans le cadre d'une démarche de soins globale.

- Mécanismes d'action des extraits de bourgeons sur le métabolisme

La gemmothérapie se distingue par son approche unique de la phytothérapie, mettant en avant les bourgeons et jeunes pousses pour leurs vertus thérapeutiques.

Les mécanismes d'action des extraits de bourgeons sur le métabolisme humain sont complexes et multifactoriels.

Synergie des Composants

Les extraits de bourgeons contiennent une multitude de composants actifs, notamment des hormones de croissance végétales, des enzymes, des flavonoïdes, des vitamines et des minéraux.

Cette richesse confère aux extraits une capacité à agir en synergie sur le métabolisme.

Les substances biochimiques présentes dans les bourgeons interagissent avec les systèmes enzymatiques de l'organisme, favorisant ainsi diverses réactions métaboliques.

Stimulation des Voies Métaboliques

Les extraits de bourgeons peuvent influencer le métabolisme en stimulant ou modulant des voies métaboliques spécifiques.

Par exemple, ils peuvent améliorer le métabolisme énergétique en optimisant l'utilisation des nutriments et en favorisant la production d'énergie au niveau cellulaire.

Cette action est particulièrement bénéfique pour les organes à haute demande énergétique, comme le cœur et le cerveau.

Détoxification et Drainage

Les extraits de bourgeons jouent également un rôle dans les processus de détoxification de l'organisme.

Ils soutiennent les fonctions hépatiques et rénales, facilitant l'élimination des déchets métaboliques et des toxines.

Cette propriété détoxifiante contribue à un meilleur fonctionnement général du métabolisme et à la prévention des accumulations toxiques susceptibles d'entraver la santé cellulaire.

Régénération et Réparation Cellulaire

Les bourgeons, étant des points de croissance des plantes, sont naturellement dotés de composés favorisant la régénération et la réparation tissulaire.

L'application de ces propriétés au métabolisme humain se traduit par un potentiel de revitalisation cellulaire, particulièrement utile dans les processus de convalescence ou de récupération après un stress physique ou une maladie.

Modulation du Système Immunitaire

Les extraits de bourgeons peuvent exercer une influence modulatrice sur le système immunitaire.

En fournissant des substances qui agissent comme des immunomodulateurs, ils peuvent aider à renforcer les défenses naturelles de l'organisme contre les agents pathogènes, tout en prévenant les réponses immunitaires excessives qui peuvent conduire à des états inflammatoires chroniques ou des allergies.

Interaction avec le Microbiome

Le microbiome intestinal joue un rôle crucial dans le métabolisme et la santé globale.

Certains composants des extraits de bourgeons ont une action prébiotique, favorisant la croissance de bactéries bénéfiques et contribuant ainsi à l'équilibre et à l'efficacité du microbiome.

Conclusion

En résumé, les extraits de bourgeons influencent le métabolisme par leurs actions synergiques, détoxifiantes, régénératrices et immunomodulatrices.

Cette interaction complexe entre les composants actifs des extraits de bourgeons et les systèmes biologiques de l'organisme ouvre la voie à une multitude d'applications thérapeutiques en gemmothérapie, qui seront explorées dans les prochaines sections.

- Évaluation des besoins individuels et sélection des bourgeons appropriés

La gemmothérapie, centrée sur l'emploi des extraits de bourgeons pour le bien-être, implique une approche personnalisée.

L'évaluation des besoins individuels est cruciale pour sélectionner les bourgeons les plus appropriés pour chaque personne.

Ce sous-chapitre explore les étapes clés de ce processus sélectif.

Analyse Holistique de l'Individu

Avant toute chose, il est impératif de mener une analyse holistique de l'individu, en prenant en compte non seulement ses symptômes mais aussi son état général, son historique médical, son environnement de vie et ses éventuelles prédispositions héréditaires.

Cette évaluation globale permet d'identifier les déséquilibres spécifiques et les besoins de l'organisme.

Identification des Déséquilibres Fonctionnels

Pour sélectionner les bourgeons adéquats, il faut identifier les déséquilibres fonctionnels présents dans l'organisme.

Que ce soit une tendance inflammatoire, des problèmes digestifs, des troubles du sommeil ou une fragilité immunitaire, chaque déséquilibre pourra être adressé par des extraits de bourgeons ciblés.

Considération des Propriétés des Bourgeons

Chaque bourgeon possède un spectre d'action qui lui est propre. Par exemple, les bourgeons de cassis sont réputés pour leur effet fortifiant sur le système immunitaire, tandis que ceux de figuier peuvent contribuer à l'équilibre nerveux.

La sélection doit donc se faire en fonction des propriétés thérapeutiques des bourgeons et de leur adéquation avec les besoins détectés.

Prise en Compte des Contre-Indications

Il est primordial de considérer les contre-indications potentielles.

Certains extraits de bourgeons peuvent ne pas être recommandés en cas de certaines conditions médicales ou d'interactions avec des médicaments.

Par exemple, les bourgeons avec une action hormone-like doivent être évités en présence d'antécédents de cancers hormono-dépendants.

Consultation d'un Spécialiste

La consultation d'un spécialiste en gemmothérapie ou d'un professionnel de santé est souvent conseillée pour une évaluation précise et pour éviter tout risque d'effet indésirable.

Ces experts peuvent guider dans le choix des bourgeons et la détermination de la posologie adéquate.

Suivi et Ajustement

Une fois les extraits de bourgeons choisis, un suivi régulier est nécessaire pour évaluer l'efficacité du traitement et ajuster la sélection si nécessaire.

Cela inclut la surveillance des réactions de l'organisme et des changements dans les symptômes ou le bien-être général de la personne.

Conclusion

L'évaluation des besoins individuels et la sélection des bourgeons appropriés en gemmothérapie sont des étapes fondamentales pour assurer une prise en charge efficace et sécuritaire.

Cela nécessite une approche attentive et personnalisée, considérant la singularité de chaque individu et la spécificité de chaque bourgeon.

2. Fondements Scientifiques de la Gemmothérapie

La gemmothérapie est une branche de la phytothérapie qui, depuis sa genèse dans les années 1950, s'est érigée en une discipline à part entière grâce à des fondements scientifiques solides.

Ce chapitre s'attache à dévoiler les bases scientifiques qui sous-tendent la pratique de la gemmothérapie, en examinant les principes actifs contenus dans les bourgeons et leurs effets synergiques sur le métabolisme humain.

Au cœur de la gemmothérapie se trouve l'utilisation de tissus embryonnaires végétaux en croissance, tels que les bourgeons et les jeunes pousses.

Ces composants sont récoltés à des moments clés de la croissance de la plante pour assurer une concentration optimale de principes actifs.

Ces derniers, en raison de leur état embryonnaire, renferment toute la puissance génétique de la plante et constituent un concentré d'informations et d'énergie vitale.

L'extraction de ces principes actifs n'utilise pas de procédés de congélation, préservant ainsi l'intégrité et la vitalité des composés.

Les matériaux sont mis en macération à l'état frais dans un mélange d'eau, de glycérine végétale et d'alcool à parts égales, permettant l'extraction et la conservation des substances biochimiques sans altération.

Ce chapitre explore également les mécanismes d'action des extraits de bourgeons, révélant comment ces essences végétales interagissent avec le métabolisme humain pour encourager la restauration de l'équilibre et la stimulation des processus d'auto-guérison.

Des études scientifiques viennent étayer la compréhension des effets pharmacologiques des extraits de bourgeons, offrant ainsi une perspective crédible et approfondie de leurs bienfaits thérapeutiques.

Enfin, nous discuterons de la manière dont la gemmothérapie, en s'appuyant sur ses fondements scientifiques, peut être intégrée dans une perspective de soin holistique, prenant en compte l'individu dans son intégralité pour une approche personnalisée et adaptée.

Ainsi, ce chapitre se propose de jeter un pont entre tradition et innovation, mettant en lumière les connaissances ancestrales et les validations scientifiques modernes qui constituent le socle de la gemmothérapie contemporaine.

- Recherche et études sur la gemmothérapie

La gemmothérapie, bien qu'étant une discipline relativement jeune, a suscité un intérêt croissant au sein de la communauté scientifique internationale.

Ce sous-chapitre se propose d'explorer les diverses études et recherches entreprises pour comprendre et valider les applications thérapeutiques des extraits de bourgeons.

L'investigation scientifique en gemmothérapie couvre plusieurs domaines, allant de l'analyse biochimique des extraits à l'étude de leur impact sur le métabolisme cellulaire et la santé humaine.

Les recherches se concentrent notamment sur l'identification des principes actifs spécifiques tels que les flavonoïdes, les glycosides, les hormones de croissance végétales et autres composés phénoliques, qui confèrent aux bourgeons leurs propriétés thérapeutiques uniques.

Des études cliniques sont également menées pour examiner l'efficacité des extraits de bourgeons dans le traitement de diverses pathologies.

Ces recherches embrassent un large éventail de troubles, incluant le système immunitaire, le système digestif et hépatique, ainsi que le système nerveux, afin de documenter et de comprendre les effets holistiques des préparations gemmothérapeutiques.

En outre, la gemmothérapie fait l'objet de comparaisons avec d'autres méthodes de phytothérapie, soulignant les avantages potentiels de l'utilisation des tissus embryonnaires végétaux en termes de biodisponibilité et de concentration en principes actifs.

Les études portent aussi sur la synergie des complexes de bourgeons et leur interaction avec le corps humain pour une action ciblée et personnalisée.

La recherche en gemmothérapie ne se limite pas aux aspects pharmacologiques; elle s'intéresse également à la durabilité et à l'éthique de la récolte des bourgeons, garantissant que les pratiques de cueillette respectent la régénération naturelle des espèces végétales et l'environnement.

La synthèse de ces recherches contribue à établir un corpus de connaissances qui renforce la crédibilité de la gemmothérapie en tant que méthode thérapeutique validée par la science.

Ce sous-chapitre met en exergue les avancées les plus significatives dans ce domaine et souligne l'importance de la recherche continue pour approfondir notre compréhension des mécanismes d'action et des bénéfices potentiels des extraits de bourgeons sur la santé.

- Synergie des composants des bourgeons et leurs effets biologiques

La gemmothérapie est une branche de la phytothérapie qui s'intéresse particulièrement à l'exploitation des propriétés des tissus embryonnaires des plantes, comme les bourgeons et les jeunes pousses.

Ces éléments végétaux sont réputés pour leur richesse en principes actifs à l'état concentré et leur capacité à agir en synergie pour offrir un spectre thérapeutique étendu.

Ce sous-chapitre se penche sur l'interaction complexe et l'interdépendance des composants biochimiques présents dans les bourgeons.

Les éléments comme les hormones végétales, les flavonoïdes, les glycosides, les minéraux et les vitamines travaillent de concert pour induire des effets biologiques qui dépassent souvent la somme de leurs actions individuelles.

On observe que l'efficacité des extraits de bourgeons peut être attribuée à cette synergie, qui maximise l'absorption des nutriments et optimise les réponses physiologiques.

Par exemple, la présence de certaines enzymes dans les extraits peut améliorer la biodisponibilité des flavonoïdes, renforçant ainsi leur action antioxydante et anti-inflammatoire.

La Gemmothérapie simplifiée :
Un Outil Incontournable pour Naturopathes et Thérapeutes

La synergie entre les acides organiques et les polyphénols présents dans les bourgeons peut aussi jouer un rôle crucial dans la modulation du métabolisme, aidant à la régulation de l'homéostasie interne et à la prévention des maladies chroniques.

De plus, les hormones de croissance végétales, telles que les auxines et les gibbérellines, contribuent à l'effet régénératif des extraits de bourgeons sur les cellules humaines.

Les recherches actuelles tentent de déchiffrer ces interactions complexes pour élaborer des préparations gemmothérapeutiques plus ciblées et efficaces.

L'objectif est de comprendre comment ces composants agissent ensemble pour influencer divers processus biologiques, comme la réduction de l'inflammation, la stimulation du système immunitaire ou l'amélioration de la fonction digestive et hépatique.

En somme, la synergie des composants des bourgeons est au cœur de l'efficacité de la gemmothérapie.

Elle illustre la manière dont la nature concentre dans ces petites structures embryonnaires un potentiel thérapeutique qui pourrait offrir des des compléments aux traitements conventionnels, pour une approche plus holistique et personnalisée de la santé.

- Profils phytochimiques des bourgeons et implications thérapeutiques

La gemmothérapie, en se focalisant sur l'utilisation des bourgeons et des jeunes pousses, tire parti de la diversité et de la concentration des composés phytochimiques présents dans ces tissus embryonnaires des plantes.

Chaque bourgeon détient un profil phytochimique unique, qui se traduit par des implications thérapeutiques spécifiques.

Ce sous-chapitre explore les différents composés phytochimiques tels que les polyphénols, les terpènes, les stéroïdes, les huiles essentielles et les acides organiques, et examine comment leur présence dans les bourgeons peut influencer la santé humaine.

Les polyphénols, par exemple, sont connus pour leurs propriétés antioxydantes, contribuant à la protection cellulaire contre les dommages oxydatifs et à la prévention des maladies chroniques.

Les terpènes, quant à eux, offrent une gamme d'effets biologiques, allant de l'anti-inflammatoire à l'antiseptique, ce qui en fait des composés précieux dans la lutte contre diverses affections.

De plus, les profils phytochimiques des bourgeons peuvent affecter le système endocrinien de manière bénéfique, grâce à la présence de composés ayant des activités similaires à celles des hormones, connus sous le nom de phytohormones.

Ces substances peuvent aider à réguler les déséquilibres hormonaux et à soutenir les fonctions métaboliques.

L'acide organique, présent dans de nombreux bourgeons, joue un rôle dans la régulation du pH interne et peut soutenir la digestion ainsi que la détoxification du corps.

Ces composés contribuent à l'effet global des extraits de bourgeons, en améliorant la fonction hépatique et en favorisant l'élimination des toxines.

La compréhension approfondie de ces profils phytochimiques est cruciale pour le développement de stratégies thérapeutiques ciblées en gemmothérapie.

Elle permet aux praticiens de sélectionner les extraits de bourgeons les plus appropriés pour répondre aux besoins spécifiques de chaque individu, optimisant ainsi les résultats thérapeutiques et promouvant une santé optimale grâce à l'utilisation de remèdes naturels et holistiques.

3. Gemmothérapie, système par systeme

Gemmothérapie de l'allergie

Cassis

- Anti iatrogène, augmente la résistance globale de l'organisme, action normalisante.

- Rhinite allergique, allergies à certains médicaments, piqures d'insectes...

- Propriétés anti histaminique, allergies aux médicaments, rhinites allergiques, chocs anaphylactiques, Œdème de Quincke...

Genèvrier

- Puissant draineur à utiliser en dose croissante très progressivement pour éviter qu'il ne libère trop de toxines en même temps…

- Allergies d'origine hépatiques…

Pin

- Allergies respiratoires de l'enfant…

Romarin

- Allergies respiratoires chroniques …

Viorne

- Dyspnées asthmatiques d'origine allergiques (surtout infantiles), allergies chroniques …

Indications spécifiques

- **Allergie d'origine hépatique :**

  Genévrier - Romarin

- **Allergie de l'enfant :**

  Pin - Cassis

- **Allergie aigue :**

  Cassis

- **Allergie chronique :**

  Cassis - Romarin - Viorne

- **Allergie respiratoire :**

  Viorne

Gemmothérapie du foie

Genèvrier

- Puissant draineur à utiliser en dose croissante très progressivement pour éviter qu'il ne libère trop de toxine en même temps.

- Stimule les hépatocytes, utilisé comme antidote aux effets secondaires potentiels des médicaments, cirrhoses alcooliques, anti inflammatoire, diminue l'hypertension portale, désintoxication générale de l'organisme.

Bouleau

- Stimule les cellules de Kuppfer, rôle anti toxique…

Cassis

- Anti iatrogène, il combat les effets secondaires et indésirables de certains médicaments

- Renforce la résistance globale de l'organisme, action normalisante,

Cornouiller

- Néphroses, stimulant des cellules de Kuppfer...

Frêne

- Dyskinésie biliaire, Lithiase vésiculaire...

Noisetier

- Grand remède des cirrhoses (bronzées, de Hanot (CBP) ou alcooliques), stéatoses hépatiques...

Noyer

- Stimule les cellules de Kuppfer, indiqué dans les cas de cirrhose alcoolique…

Romarin

- Draineur du foie, cholagogue, cholérétique, hépato protecteur, indiqué dans les cas de lithiase vésiculaire, dyskinésie biliaire…

Seigle

- Action stimulante et cicatrisante sur l'hépatocyte

Sequoïa

- Draineur hépatique puissant très utile pour les foies engorgés.

Indications spécifiques

- **Hépatite :**

    Bouleau

- **Hépatite médicamenteuse et toxique :**

    Genévrier

- **Hépatite aigue :**

    Seigle

- **Hépatite chronique :**

    Genévrier - Seigle - Cassis

- **Stimulation des cellules de Kuppfer :**

    Cornouiller

- **Cirrhoses :**

    Genévrier - Noisetier - Romarin - Noyer

- **Dyskinésie biliaire /Lithiase vésiculaire :**

    Romarin - Frêne

- **Loge foie/Vésicule biliaire :**

    Séquoia - Noyer

Gemmothérapie du systeme uro genital

Airelle

- Fibrome utérin, réactive l'ovaire hyalinisé, sénescence féminine, draineur de la vessie, désinfectant urinaire, néphrite, cystite récidivante, prostatisme…

Aulne glutineux

- Cystite, Pyélite…

Bouleau

- Draineur du rein, grand remède des albuminuries récidivantes, pyélites, lithiases infectieuses….
- Actif dans les cas de rétention d'eau, d'œdèmes.

Sève de bouleau

- Propriétés dépuratives et diurétiques. Augmente le volume des urines et participer au traitement des infections urinaires.

- Conseillé dans les cas de lithiase. Contribue à l'élimination des calculs urinaires.

Cassis

- Diurétique, anti œdémateux, action tonique sur les glandes surrénales, recommandé dans le traitement de la prostatite chronique...

- Facilite l'action des autres bourgeons qui lui sont associés...

- Lutte contre la fatigue par épuisement surrénalien.

- Anti iatrogène, il combat les effets secondaires et indésirables de certains médicaments.

- Action normalisante, effet adaptogène...

Châtaignier

- Anti œdémateux

Frêne

- Tonique des surrénales, diurétique,…

Genèvrier

- Diurétique, draineur du rein, cystite et néphrite chroniques, pyélite, œdèmes, hyper uricémie, lithiase rénale oxalo-calcique…

Noisetier

- Reminéralisant, œdème des membres inférieurs…

Romarin

- Insuffisance surrénalienne, sénescence gonadique, anomalie sexuelle fonctionnelle, congestion de la prostate, frigidité, dysménorrhées…

Indications spécifiques

- **Cystite :**

  Airelle - Genévrier - Aulne

- **Œdème :**

  Noisetier - Bouleau – Châtaignier- Genévrier

- **Uricémie :**

  Bouleau - Frêne - Genévrier - Sève de bouleau

- **Urée :**

  Genévrier - Romarin - Bouleau - Tilleul

- **Insuffisance rénale :**

  Cassis – Frêne - Genévrier

- **Lithiase :**

  Airelle – Genévrier

Gemmothérapie du systeme digestif

Airelle

- Draineur de l'intestin, désinfectant intestinal, régule le colon, constipation, diarrhée post antibiotique, colite spasmodique….

Bouleau

- Stimulant de la rate (splénite) et du pancréas (pancréatite).
- Utile dans les cas d'hépatite.

Cassis

- Augmentation de la résistance globale de l'organisme.

- Action normalisante qui facilite l'action des autres bourgeons pris en synergie.

- Anti iatrogène, il combat les effets secondaires et indésirables de certains médicaments.

Figuier

- Gastrite érosive et chronique dysphagie œsophagienne, hernies diaphragmatiques, colite, ulcère gastroduodénal récidivant, tendance boulimique, surcharge pondérale, régule l'appétit, hypo et hyperchlorhydrie…

Framboisier

- Entérocolite

Genèvrier

- Varice gastro-œsophagienne, hyperglycémie, surcharge pondérale, diabète décompensé, migraines digestives ou hépatiques…

Noyer

- Météorisme abdominal, diarrhée post antibiotique, restauration de la flore intestinale, affections hépatiques (stimulation des cellules de Kuppfer), pancréatite chronique, diabète gras…

Romarin

- Décompensation intestinale, action épithéliogène sur la muqueuse intestinale, maladie de Crohn, colite…

Vigne

- Inflammation intestinale, rectocolite granulomateuse, Iléite de Crohn, colite…

Indications spécifiques

- **Colite :**

    Vigne - Airelle - Romarin

- **Loge rate /pancréas :**

    Genévrier - Bouleau

- **Gastrite :**

    Figuier - Cassis

- **Entérocolite :**

    Framboisier

- **Inflammation :**

    Vigne

- **Diarrhée post antibiotique :**

    Airelle - Noyer

- **Restauration de la flore intestinale :**

    Noyer

- **Dysphagie œsophagienne :**

    Figuier

- **Météorisme abdominal :**

Noyer

- **Pancréatite :**

    Noyer – Bouleau

Gemmothérapie du systeme nerveux

Amandier

- Névroses phobiques et obsessionnelles...

Aubépine

- Sédatif du système nerveux central, sympathicolytique, anxiolytique, dépression existentielle...

Chêne

- Stimulant général, fatigue...

Cassis

- Anti iatrogène, il combat les effets secondaires et indésirables de certains médicaments.

- Syndrome adynamique aigüe, combat la somnolence, manque d'ardeur, fatigue, résistance au froid…

Figuier

- Anxiolytique, neuro-sédatif. Affections psychosomatiques, asthénie, angoisse, stress intérieur et extérieur, spasmophilie, états dépressifs, dépression existentielle…

Olivier

- Cerveau âgé, trous de mémoire, névroses obsessionnelles et phobiques…

Romarin

- Equilibrant nerveux, action euphorisante, dystonie neuro-végétative, stimulation de la mémoire…

Sapin

- Indiqué dans les cas de spasmophilie...

Sequoïa

- Tonus intellectuel, apporte une réelle sensation de bien être...

Tilleul

- Action calmante, hypnotique doux conseillé notamment pour les enfants, draineur du système nerveux, névroses (angoisses et obsessions), palpitations cardiaques, spasmophilie...

Indications spécifiques

- **Fatigue :**

    Chêne - Cassis - Séquoia

- **Angoisse :**

    Figuier - Tilleul

- **Névrose :**

    Tilleul - Olivier - Amandier

- **Sommeil :**

    Figuier - Tilleul

- **Surmenage :**

    Chêne

- **Stress :**

    Figuier

- **Spasmophilie :**

    Sapin – Figuier - Tilleul

- **Hypnotique doux :**

    Tilleul

- **Rééquilibrant :**

Romarin

- **Draineur des nerfs :**

    Tilleul – Figuier

Gemmothérapie du systeme pulmonaire

Noisetier

- Draineur du poumon, stase pulmonaire, emphysème, asthme, sclérose pulmonaire, bronchite…

Cassis

- Anti iatrogène, il combat les effets secondaires et indésirables de certains médicaments.

- Bronchite chronique, emphysème, état grippaux, remède important de la sphère ORL…

Gui

- Asthme cardiaque

Ronce

- Emphysème, fibrose, bronchite …

Viorne

- Draineur du poumon, asthme, dyspnée asthmatique d'asthme, dyspnée asthmatique d'origine allergique, dyspnée non allergique, allergie chroniques, rhinite spasmodique, asthme infecté, bronchite dyspnéisante, inhibe les spasmes bronchiolaires…

Aulne

- Pleuro pneumonie, bronchite, rhinite, sinusite, trachéite, offre la possibilité de supprimer les antibiotiques…

Noyer

- Bronchite chronique

La Gemmothérapie simplifiée :
Un Outil Incontournable pour Naturopathes et Thérapeutes

Indications spécifiques

- **Emphysème :**

    Noisetier – Cassis – Ronce

- **Asthme :**

    Cassis – Viorne

- **Asthme avec emphysème :**

    Cassis – Viorne – Noisetier

- **Asthme cardiaque :**

    Gui

- **Pleuro pneumonie :**

    Aulne

- **Bronchite chronique :**

    Noyer - Noisetier

- **Rhume – Rhinite – Sinusite :**

    Cassis - Aulne

- **Insuffisance respiratoire :**

    Ronce

Gemmothérapie du systeme circulatoire

Aubépine

- Hypo et hypertension, anti cholestérol, normo tenseur artériel, anti spasmodique, anti thrombophilique, action anti scléreuse artérielle...

Amandier

- Hypertriglycéridémie, hypertension, artérite, angiosclérose, coronarite...

Aulne

- Coronarite, artérite, suites d'infarctus du myocarde, thrombose veineuse, thrombose rétinienne, améliore la circulation cérébrale, spasme vasculaire, rétrécissement mitral, phlébite, para phlébite, hypo coagulant global...

Châtaignier

- Draineur de veines, stase lymphatique, phénomène congestif, ulcères variqueux, phénomènes spasmodiques, auto intoxication….

Chêne

- Remède de l'hypotension, équilibre la tension…

Cornouiller

- Draineur du cœur, insuffisance coronarienne, coronarite thrombotique, cœur sénile, pré infarctus, draineur des artères, artérite temporale de Horton, artérite des membres inférieurs, artérite tabagique, athérosclérose, anti thrombotique, nécrose tissulaire…

Eglantier

- Anémie – Cœur pulmonaire chronique

Gui

- Cœur pulmonaire chronique, hypertension, athérosclérose, dyslipémie, hypercholestérolémie…

Marronnier

- Anti congestif veineux, hémorroïdes, thrombose hémorroïdaire, varices, télangiectasie…

Noisetier

- Stase, gangrène sénile, thrombose, artérite, diminue le cholestérol, hypo coagulant global, nécrose des extrémités, ulcères variqueux et nécrotiques, anémie hypochrome, favorise l'érythropoïèse…

Olivier

- Etats thrombophiliques, hypoglycémiant, activité anti artérioscléreuse, hypercholestérolémie, hyperlipidémie, hypo tenseur, hyperviscosité sanguine, artérite diabétique, hyperlipidémie, névrose des extrémités, gangrène...

Sorbier

- Draineur veineux, hyperviscosité du sang, varices, lourdeur des membres, bourdonnement d'oreille, engourdissement des membres, para phlébites, hémorroïdes, ulcères variqueux, céphalées congestives...

Indications spécifiques

- **Cœur fatigue :**

    Aubépine

- **Draineur cœur :**

    Aubépine - Cornouiller

- **Cœur sénile   :**

Noisetier – Aubépine

- **Cœur pulmonaire :**

    Aulne – Gui - Eglantier

- **Hémorragie :**

    Cornouiller

- **Hypertension :**

    Amandier – Aubépine- Gui

- **Hypotension :**

    Chêne - Aubépine

- **Circulation ralentie :**

    Sorbier

- **Draineur des veines :**

    Châtaignier

- **Thrombose :**

    Aulne

- **Circulation cérébrale :**

    Olivier - Aulne

- **Coronaire :**

    Amandier – Aulne - Cornouiller

- **Hémorroïdes :**

    Marronnier - Sorbier

- **Artérites :**

    Noisetier - Aulne

- **Varices :**

    Marronnier – Amandier - Cornouiller

- **Phlébite :**

    Aulne – Sorbier

Gemmothérapie du systeme osteo articulaire

Bouleau

- Anti rhumatismal, anti arthrosique, anti inflammatoire, douleurs articulaires, épiphysite vertébrale, ostéoporose, stimule les ostéoblastes, ostéomyélite, rhumatismes articulaires aigues, polyarthrite évolutive chronique, parodontose…

Cassis

- Anti iatrogène, il combat les effets secondaires et indésirables de certains médicaments.

- Anti rhumatismal de premier ordre, anti inflammatoire sur tendons et ligaments, améliore leur souplesse, ostéoporose, consolide les fractures, rhumatismes, arthrose, gonarthrose, coxarthrose…

Cornouiller

- Action stimulante de la moelle osseuse

Frêne

- Anti rhumatismal, anti inflammatoire synovial, inflammation des ligaments, goutte...

Genèvrier

- Ostéomalacie, Polyarthrite chronique, arthrite

Noyer

- Polyarthrite évolutive chronique, périarthrite noueuse...

Orme

- Rhumatismes

Pin

- Arthrose diverses, arthrose des petites articulations, rhumatismes inflammatoires, déminéralisation, prévention des petites fractures, ostéoporose, régénération des os et des cartilages, action stimulante des chondrocytes...

Ronce

- Grand délabrement osseux, action ostéoblastique, ostéoporose, gonarthrose...

Sapin

- Facilite la croissance osseuse, déminéralisation, fractures infantiles, troubles du métabolique phosphocalcique, douleurs articulaires, caries dentaires, épiphysite vertébrale, ostéomyélite ...

Sequoïa

- Activité ostéoblastique, ostéoporose, consolidation des fractures, minéralisation, conseillé dans la maladie des os de verre...

Tilleul

- Anti inflammatoire reconnu, il intervient pour lutter contre les douleurs articulaires, les rhumatismes articulaires aigus et la polyarthrite évolutive. Il stimule la régénération osseuse permettant ainsi d'éviter l'ostéoporose.

Vigne

- Arthrose diverse, ostéoporose, stoppe les déformations des articulations, freine la formation des ostéophytes, inflammations chroniques, rhumatismes articulaires aigus, douleurs arthrosiques chroniques, érythème noueux...

Indications spécifiques

- **Fracture / Ostéoporose :**

    Ronce – Pin –Séquoia

- **Stimulation des ostéoblastes :**

    Séquoia

- **Ligament :**

    Cassis

- **Goutte :**

    Bouleau – Cassis – Orme - Tilleul

- **Cartilage :**

    Pin

- **Coxarthrose :**

    Bouleau – Pin -Cassis

- **Arthrose du genou :**

    Cassis – Vigne Frêne – Pin

- **Arthrose des petites articulations :**

    Vigne - Cassis

- **Arthrose avec hyper uricémie :**

Cassis – Pin – Vigne

- **Troubles du métabolisme osseux :**

    Sapin - Bouleau

- **Rhumatismes :**

    Cassis – Vigne – Pin

- **Stimulant de la moelle osseuse :**

    Cornouiller

4. Complexes gemmothérapie

Complexe articulation

Cassis

- Anti iatrogène, il combat les effets secondaires et indésirables de certains médicaments.

- Anti rhumatismal de premier ordre, anti inflammatoire sur tendons et ligaments, améliore leur souplesse, ostéoporose, consolide les fractures, rhumatismes, arthrose, gonarthrose, coxarthrose…

Vigne

- Arthrose diverse, ostéoporose, stoppe les déformations des articulations, freine la formation des ostéophytes, inflammations chroniques, rhumatismes articulaires aigus, douleurs arthrosiques chroniques, érythème noueux...

Pin

- Arthrose diverses, arthrose des petites articulations, rhumatismes inflammatoires, déminéralisation, prévention des petites fractures, ostéoporose, régénération des os et des cartilages, action stimulante des chondrocytes...

Complexe calme stress

Figuier

- Anxiolytique, neuro-sédatif.

- Affections psychosomatiques, asthénie, angoisse, stress intérieur et extérieur, spasmophilie, états dépressifs, dépression existentielle…

Tilleul

- Action calmante, hypnotique doux conseillé notamment pour les enfants, draineur du système nerveux, névroses (angoisses et obsessions), palpitations cardiaques, spasmophilie…

Olivier

- Cerveau âgé, trous de mémoire, névroses obsessionnelles et phobiques…

Complexe circulatoire

Amandier

- Hyper triglycéridémie, hypertension, artérite, angiosclérose, coronarite...

Châtaignier

Draineur de veines, stase lymphatique, phénomène congestif, ulcères variqueux, phénomènes spasmodiques, auto intoxication….

Complexe défenses naturelles

Cassis

- Stimule le métabolisme général, joue un rôle d'immuno-régulateur, exerce une activité anti dégénérative, possède une action sur la thérapeutique principale.

- Influence la thermo régulation de l'organisme en augmentant la résistance au froid.

- Meilleure résistance aux virus et bactéries

- Anti iatrogène, il combat les effets secondaires et indésirables de certains médicaments.

Genévrier

- Allergie, Méningite.

- Détoxifiant général.

Romarin

- Anti radicaux libres, lutte efficacement contre la fatigue. Bien être général. Action anti toxique sur le foie. Action rééquilibrante du système nerveux.

Ronce

- Action tonique à long terme. Excellent remède de toutes les insuffisances respiratoires obstructives.

- Grand remède du délabrement osseux.

Complexe drainage

Genévrier

- Puissant draineur du foie qui doit être utilisé à dose croissante pour éviter de libérer trop de toxines à la fois.

- Antidote des effets secondaires potentiels des médicaments (ex : traitement de chimiothérapie…)

- Diurétique puissant recommandé dans les cas d'ascite débutante et dans les œdèmes.

Olivier

- Fait baisser le taux de lipides totaux, le cholestérol qu'il détruit, équilibre les phospholipides et fluidifie le sang.

Tilleul

- Détoxifiant de l'organisme, principalement di cholestérol et de l'acide urique.

- Favorise la perte de poids.

Complexe digestion

Genévrier

- Diabète décompensé, hyperglycémie, surcharge pondérale (addiction au sucre)

Romarin

- Action épithéliogène sur la muqueuse intestinale, maladie de Crohn, colite…

Frêne

- Le bourgeon de frêne contribue à la diminution du cholestérol et de l'acide urique.

Complexe ménopause

Framboisier

- Sénescence féminine, hyalinose ovarienne, dysménorrhée et aménorrhée. Décontracturant et anti spasmodique utérin.

- Hypogonadisme féminin au moment de la puberté.

- Régulateur et stimulant de la fonction ovarienne Action pré et post ménopause.

Airelle

- Bouffées de chaleurs, baisse de l'activité des ovaires

- Anti vieillissement cellulaire

Ronce

- Action ostéoblastique pour favorise la reconstruction du tissus osseux. Indiqué dans les cas d'ostéoporose.

Complexe éclat de la peau

Figuier

- Action en voie externe sur les verrues grâce à l'enzyme corrosive contenue dans son latex et ses bourgeons.

- Phénomènes nécrotiques

Airelle

- Trouble trophiques cutanés. Dermatomyosite (inflammation et dégénérescence des fibres).

Framboisier

- Diminue la pilosité excessive chez la femme.

Complexe minceur

Cassis

- Diurétique, anti œdémateux.

- Renforce l'effet des bourgeons et ou jeunes pousses auxquels il est associé.

- Stimule et améliore le rendement métabolique des nombreux organes.

- Anti iatrogène, il combat les effets secondaires et indésirables de certains médicaments.

Châtaignier

- Draineur du système veineux, anti congestif, combat la stase veineuse, anti œdémateux, anti cellulite.

Frêne

- Augmente le cortisol sanguin et son augmentation du joue un rôle d'anti-inflammatoire et participe à la régulation du sommeil.
Le cortisol intervient aussi dans le métabolisme des graisses et des protéines d'où son action sur la surcharge pondérale.

Genévrier

- Diurétique puissant, anti œdémateux, le macérât mère de genévrier à pour effet de combatte la cellulite.

Figuier

- Pour son action rééquilibrante du système nerveux. Régule l'appétit.

- Combat le stress qui est souvent à l'origine de grignotage et qui génère fréquemment la prise de poids.

Complexe renfort des os

Framboisier

- Action remarquable pour combattre la sénescence féminine et les troubles de la ménopause.

Frêne

- Action particulièrement ciblée sur le système ostéo articulaire. Anti inflammatoire.
- Grand anti rhumatismal…

Airelle

- Ostéoporose, facilite l'assimilation du calcium,

Ronce

- Plante donc l'action restructurantes s'avère particulièrement recommandée dans les cas de terrain dégradé.

- Grand délabrement osseux, action ostéo-blastique, combat l'ostéoporose.

Complexe respiration

Eglantier

- Principal remède de la sphère ORL, affections chroniques et aigües, rhinite, otite, amygdalite, trachéo-bronchite, rhino pharyngite.

- Recommandé pour les personnes au terrain tuberculinique et migraineux.

- Anti viral, l'églantier renforce les défenses immunitaires.

Pin

- Antiseptique, antitussif, expectorant

Ronce

- Particulièrement indiqué dans les pathologies respiratoires : Insuffisance respiratoire, bronchite chronique, emphysème

Complexe tonus

Cassis

- Grand remède du manque d'ardeur, lutte contre la fatigue, la somnolence.

- Améliore la résistance au froid et la résistance globale de l'organisme.

- Adaptogène, il renforce et dynamise le syndrome d'adaptation.

- Stimule le métabolisme global et agit comme immuno-régulateur.

Genévrier

- Tonique de l'organisme

- Favorise la désintoxication et contribue à l'élimination des déchets organiques tels que l'urée et le cholestérol

Olivier

- Fatigue psychique et intellectuelle

Romarin

- Propriétés anti oxydantes, protection de la membrane cellulaire, préservation du fonctionnement normal des protéines.

- Gemmothérapie de la Femme

Airelle

- Facilite l'assimilation du calcium, œstrogène like, bouffées de chaleurs, réactive l'ovaire hyalinisé (post ménopause), fibrome utérin, anti spasmodique...

Aulne

- Ostéoporose, ostéite, ostéomyélite, anti thrombotique, améliore la circulation cérébrale, migraine aigue et chroniques, trous de mémoire, cerveau âgé…

Bouleau

- Stimulant endocrinien général, frigidité, action ostéoblastique…

Chêne

- Principalement orienté vers le système nerveux et glandulaire.

- Asthénie sexuelle, stimulation polyendocrinnienne, fatigue…

Figuier

- Anxiolytique parfaitement adapté aux états dépressifs, asthénie, stress, spasmophilie, angoisses, neuro-sédatif, équilibre le système-neuro sensoriel, palpitations, tendance boulimique, surcharge pondérale …

Framboisier

- Dysménorrhées, aménorrhées, ménorragie de la ménopause, métrorragies, hyalinose ovarienne, Ménopause précoce, troubles post ménopausiques, antispasmodique utérin, sénescence féminine, stimule les sécrétions d'œstrogènes et de progestérones…

Gui

- Ménopause, ménorragie, œdèmes, cystites...

Pin

- Reminéralisant, prévention des fractures, combat l'usure et la destruction du cartilage articulaire, action stimulante sur les chondrocytes, indiqué dans les cas de rhumatismes inflammatoires, de douleurs arthrosiques chroniques, dystonie du système nerveux...

Romarin

- Dysendocrinie, dysménorrhée, dystonie neuro-végétative, équilibrant nerveux, action euphorisante, stimulant de la mémoire, anomalie sexuelle fonctionnelle, frigidité, désintoxication générale, piégeur de radicaux libres...

Ronce

- Reminéralisant, action ostéoblastique, grand délabrement osseux, gonarthrose, fibromes….

Sequoïa

- Ostéoporose, souplesse des tendons et des ligaments, minéralisation du tissu osseux, consolidation des fractures, frigidité…

Sorbier

- Troubles de la ménopause, céphalées congestives, hyperviscosité sanguine, hémorroïdes, bourdonnement d'oreilles, surdité, lourdeur des membres, para phlébite…

Orme

- Leucorrhées

Indications spécifiques

- **Ménopause :**

    Sorbier - Framboisier - Airelle - Gui

- **Hyalinose ovarienne/ Carence oestrogénique :**

    Framboisier - Airelle

- **Frigidité :**

    Séquoia – Romarin - Bouleau

- **Fibrome :**

    Airelle - Ronce - Aulne

- **Dysménorrhées :**

    Framboisier - Romarin

- **Leucorrhées :**

    Orme

- **Lourdeur des membres :**

    Sorbier

- **Ostéoporose :**

    Ronce - Pin - Bouleau

- **Dystonie neuro-végétative :**

Romarin - Figuier

- **Cystite :**

   Gui – Airelle – Aulne

- Gemmothérapie de l'Homme

Bouleau

- Stimulant endocrinien général, stimule la fonction androgénique…

Cassis

- Anti iatrogène, augmente la résistance globale de l'organisme, régularise le syndrome d'adaptation : activité hypophyso-cortico-surrénalienne, renforce le système d'adaptation : stimule le métabolisme global immuno-régulateur, prostatite chronique…

Chêne

- Stimulant général, tonique sexuel, stimule la production de testostérone. Sénescence masculine,

- cortisone like…

Romarin

- Sénescence gonadique, anomalie sexuelle fonctionnelle, impuissance, congestion de la prostate…

Sequoïa

- Anti sénescent masculin, rééquilibre la spermatogénèse, asthénie sexuelle, syndromes neuro sexuels, action endocrinienne, prostatite chronique…

Indications spécifiques

- **Sénescence masculine / stimulation de la testostérone :**

  Chêne - séquoia

- **Impuissance :**

  Romarin

- **Prostate :**

  Cassis - Romarin – séquoia

- **Rééquilibrage de la spermatogénèse :**

  Séquoia

- Gemmothérapie de l'enfant

Bouleau

- Calme les douleurs articulaires, améliore la souplesse, reminéralisant dans les troubles de la croissance, lutte contre la fatigue, soulage des manifestations allergiques grâce à l'action du manganèse contenu dans la sève.

- Elimination des toxines…

Eglantier

- Bon stimulant général et immunitaire possédant d'intéressantes propriétés anti inflammatoires. Prévient et combat les affections ORL et broncho-pulmonaire de l'enfant.

- Diminue le taux de triglycérides dans le sang et permet ainsi de combattre l'obésité.

Pin

- Déminéralisation, prévention des fractures, régénération des os et du cartilage, action stimulante sur les chondrocytes, rhumatismes inflammatoires, tonique du psychisme...

Romarin

- Action hépato-protectrice, draineur du foie, équilibre ionique et minéral, désintoxication générale, piégeur de radicaux libres, acné, allergies ...

- Ostéomalacie, dystonie neuro-végétative, équilibrant nerveux, stimulation de la mémoire...

Sapin

- Rachitisme, inappétence, retards de croissance, déminéralisation et les troubles du métabolisme phospo-calcique, stimule la croissance osseuse, facilite la fixation du calcium, prévient les fractures infantiles, stimulation de l'érythropoïèse, agit sur les douleurs articulaires, prévient les caries dentaires….

- Asthme, angines, allergies,
- Spasmophilie, infections bénignes...

Indications spécifiques

- **Carie :**

Sapin

- **Troubles de la croissance :**

Sapin - Bouleau

- **Défense immunitaires :**

Cassis – Rosier -Sapin

- **Fixation du calcium :**

Sapin

- **Déminéralisation :**

Pin - Bouleau

- **Douleurs articulaires :**

Bouleau - Sapin

- **Stimulation mémoire :**

Romarin

- Minceur et Drainage

Cassis

- Diurétique, anti œdémateux.

- Renforce l'effet des bourgeons et ou jeunes pousses auxquels il est associé.

- Stimule et améliore le rendement métabolique des nombreux organes.

- Anti iatrogène, il combat les effets secondaires et indésirables de certains médicaments.

Châtaignier

- Draineur du système veineux, anti congestif, combat la stase veineuse, anti œdémateux, anti cellulite.

Frêne

- Augmente le cortisol sanguin et son augmentation du joue un rôle d'anti-inflammatoire et participe à la régulation du sommeil.
  Le cortisol intervient aussi dans le métabolisme des graisses et des protéines d'où son action sur la surcharge pondérale.

Genévrier

- Diurétique puissant, anti œdémateux, le macérât mère de genévrier à pour effet de combatte la cellulite.

Figuier

- Pour son action rééquilibrante du système nerveux. Régule l'appétit.

- Combat le stress qui est souvent à l'origine de grignotage et qui génère fréquemment la prise de poids.

5. Tableau indicatif par bourgeon

Airelle Jeunes pousses

- ☐ Système urinaire et uro génital
- ☐ Désinfectant urinaire, Néphrite, Cystite récidivantes, Prostatisme, Anti spasmodique,
- ☐ Ménopause, post ménopause,
- ☐ Bouffées de chaleur…
- ☐ Facilite l'assimilation du calcium. Dégénérescence de la paroi vasculaire. Polyarthrite chronique évolutive….

Amandier Bourgeons

- ☐ Hypertension, Hyper triglycéridémie, Coronarite, Angiosclérose, Artérite.
- ☐ Excès d'urée, Excès d'acide urique. Lithiase du cholédoque.
- ☐ Stimulant thyroïdien, Néphroses obsessionnelles, Névrose phobiques…

Aubépine Bourgeons

- ☐ Dépression existentielle, angoisses, sédatif du système nerveux central.
- ☐ Tachycardie angoissante, palpitations, sédatif cardiaque
- ☐ Tendance à la boulimie, Surcharge pondérale.
- ☐ Hypertension, Hypotension, anti spasmodique, normo tenseur artériel. Hyperthyroïdie…

Aulne Bourgeons

- ☐ Migraine aigüe et chronique, Anti inflammatoire, trou de mémoire.
- ☐ Coronarite, artérite, thrombose veineuse et rétinienne, améliore la circulation cérébrale, phlébite et para phlébite. Rhumatismes aigus articulaires, ostéite, ostéoporose…

Bouleau Blanc Bourgeons

- ☐ Anti rhumatismal, Anti arthrosique, Anti inflammatoire, Douleurs articulaires, Polyarthrite chronique évolutive, Ostéoporose : stimule la fabrication de l'os…
- ☐ Néphrite, draineur du rein, pyélite, lithiase infectieuse …

Bruyère Jeunes pousses

- ☐ Favorise l'élimination rénale, anti inflammatoire, désinfectant du système uro génital, Inflammation de la muqueuse vaginale et de la vulve.
- ☐ Fatigue, allergies, migraines, inflammation de la moelle osseuse, augmentation du taux de créatinine sanguin …

Cassis Bourgeons

- ☐ Anti inflammatoire, améliore la souplesse des tendons et des ligaments, consolide les fracture, ostéoporose…
- ☐ Troubles ORL, phlébotonique, détoxifiant sanguin, chimio protecteur …
- ☐ Fatigue, insuffisance rénale, augmente le cortisol sanguin …
- ☐ Acné, psoriasis, eczéma sec et infecté, piqures d'insectes …

Charme Bourgeons

- ☐ Anti spasmodique respiratoire, troubles ORL
- ☐ Polyarthrite chronique évolutive, périarthrite noueuse…
- ☐ Insuffisance hépatique…
- ☐ Anti hémorragique, augmente le taux de plaquettes, athérosclérose, hyper cholestérolémie, purpura, Thrombopénie, thrombopathies, urémie, uricémie …

Châtaignier Bourgeons

- ☐ Draineur des veines, stase lymphatique, phénomènes congestifs : Varices …
- ☐ Auto intoxication …
- ☐ Œdèmes, cellulite ….

Chêne Bourgeons

- ☐ Rééquilibrant de la tension artérielle…
- ☐ Stimulant général, tonique sexuel, frigidité, cotisone-like, stimulation poly endocrinienne …
- ☐ Furoncle, herpes, cicatrisant de la muqueuse gingivale, parodontose, diarrhée…

Citronnier Jeunes pousses

- ☐ Fluidifiant veineux, artérite des membres inférieurs, dyslipidémie…
- ☐ Cirrhose hépatique, atonie digestive, hoquet …
- ☐ Insomnies, migraines, céphalées …
- ☐ Toux spasmodique, tics, épilepsie …

Cornouiller Bourgeons

- ☐ Tonicardiaque, insuffisance coronarienne, coronarite, artérite des membres inférieurs due au tabagisme … Stimulant de la moelle osseuse.
- ☐ Prévient l'infarctus du myocarde.
- ☐ Troubles du métabolisme endocrinien….

Eglantier Jeunes pousses

- ☐ Affections de la sphère ORL et bronco-pulmonaires de l'enfant…
- ☐ Laxatif doux, légèrement diurétique, vermifuge…
- ☐ Affections arthrosiques spécifiques, ostéoporose post ménopausique …
- ☐ Eczéma, Herpes, furonculose…
- ☐ Inflammations autour des ongles, verrues, abcès buccal ….

Figuier Bourgeons

- ☐ Rééquilibrant nerveux, troubles du sommeil, dépression existentielles, affection psychosomatiques, angoisses, palpitations, vertiges, spasmophilie, névralgies faciales, céphalées …

- ☐ Tendance boulimique, régulation de l'appétit, mal des transports, nausées…

- ☐ Acidité gastrique, adaptogène …

- ☐ Dysphagies œsophagiennes, hernies diaphragmatique, hoquet …

- ☐ Enurésie, transpiration excessive…

Framboisier Jeunes pousses

- ☐ Anti spasmodique utérin, dysménorrhées, aménorrhées, régulateur et stimulant de la fonction ovarienne, bouffées de chaleurs, pré et post ménopause…

- ☐ Anti inflammatoire, décontracturant antispasmodique, désordres endocriniens…

- ☐ Diminution de la pilosité excessive…

- ☐ Allergies respiratoires …

Frêne Bourgeons

- Cholestérol, lithiase vésiculaire, uricémie, insuffisance rénale, diurétique ...
- Névrose d'angoisse, stress, troubles anxieux...
- Anti inflammatoire, Fièvre, antirhumatismal ...

Genèvrier Jeunes pousses

- Anti inflammatoire, diurétique puissant, cystite chronique, lithiase rénale oxalo-calcique, néphrite, chronique, œdème, ascite débutante...
- Décalcification osseuse, polyarthrite chronique, arthrite ...
- Diabète décompensé, hyperglycémie, surcharge pondérale...
- Draineur hépato rénal, cirrhose hépatique et éthylique, Hypertension portale, hypocholestérolémiant, détoxifiant général de l'organisme...
- Très puissant : Utiliser à doses croissante

Ginkgo Jeunes pousses

- ☐ Acouphène d'origine vasculaire, migraines, troubles cognitifs, Maladie de Reynaud, Maladie d'Alzheimer….
- ☐ Anti radicaux libres, soutient du système immunitaire.
- ☐ Augmente l'effet sédatif des antis-dépresseurs
- ☐ Augmente l'effet des antis-coagulants
- ☐ Déconseillé aux femmes enceintes ou les personnes qui doivent subir une intervention chirurgicale.

Noyer Bourgeons

- ☐ Affections hépatique, cirrhose alcoolique, pancréatite, diabète gras…
- ☐ Polyarthrite évolutive et périarthrite noueuse… Ulcères variqueux, Artérite …
- ☐ Puissant anti scrofuleux : Lésions cutanées, gonflements lymphatiques…
- ☐ Stimule les défenses immunitaires de l'organisme.

Olivier Jeunes pousses

- ☐ Hypercholestérolémie, Hyperlipidémie, Hyperviscosité sanguine, artérite diabétique
- ☐ Fatigue psychique et intellectuelle, défaillance cérébrale, névroses obsessionnelles et phobiques, nervosité, névralgies… Nécrose tissulaire…

Orme Bourgeons

- Grand draineur de la peau efficace sur les affections cutanées, dermatoses inflammatoires…
- Leucorrhées, acide urique…
- Détoxifiant et reminéralisant de l'organisme, rhumatismes….

Marronnier Bourgeons

- Couperose, Télangiectasie (petits vaisseaux violacés), stase veineuse, varices phlébites, érythèmes ulcéreux…
- Emphysème…
- Anti inflammatoire de la prostate …
- Ne pas utiliser en cas de traitement par anti coagulant

Myrtilles Jeunes pousses

- Troubles circulatoire veineux et capillaires. Inhibition de l'agrégation plaquettaire…
- Fatigue oculaire, affection dégénérative de l'œil, amélioration de la vision nocturne…
- Anti inflammatoire…
- Infection urinaires …
- Diminution du taux de sucre sanguin…
- Colite, colopathie fonctionnelles, diarrhées…

Noisetier Bourgeons

- Anémie hypochrome d'origine digestive ou hépatique, gangrène sénile, ulcère variqueux nécrotiques, stase lymphatique, hypocholestérolémiant ….

- Résorption des œdèmes des membres inférieurs… Reminéralisant …

- Drainage du poumon : Asthme, emphysème, sclérose pulmonaire, bronchite…

- Déséquilibre neuro-végétatif, anti dépressif, hypotension artérielle…

Pin Bourgeons

- Ostéoporose post ménopausique, tonique du psychisme…

- Rhumatismes inflammatoires, déminéralisation, prévention des fractures…

- Dystonie, sycose…

Pommier Jeunes pousses

- Stimule la libido masculine et féminine, bouffées de chaleur…

- Hypocholestérolémiant…

- Calme le stress, favorise le sommeil…

- Favorise le sevrage tabagique.

Romarin Jeunes pousses

- Améliore la circulation du sang, athérosclérose, normalisateur de la vitesse de sédimentation…
- hypertriglycéridémie, hypocholestérolémiant, lithiase vésiculaire, cholagogue et cholérétique…
- Stimulant de la mémoire, équilibrant nerveux…
- Action bénéfique sur les ongles et les cheveux … Acné…

Ronce Jeunes pousses

- Favorise la reconstruction du tissu osseux, ostéoporose, gonarthrose…
- Fibrome, néphrite…
- Emphysème, bronchite chronique, insuffisance respiratoire, fibrose pulmonaire…

Sapin Jeunes pousses

- Troubles du métabolisme phosphocalcique, déminéralisation, caries dentaires, douleurs articulaires de la croissance, stimule la croissance osseuse.
- Anémie, rachitisme, action stimulante de la moelle osseuse…
- Spasmophilie, favorise la fixation du calcium …

Seigle Radicelles

- ☐ Favorise la cicatrisation et agit sur le psoriasis…
- ☐ Stimule les hépatocytes : action sur l'hépatite chronique et aigüe, antibiotique, action dépurative, élimine les toxines…

Sorbier Bourgeons

- ☐ Draineur veineux, fluidifie le sang.
- ☐ Combat les lourdeurs et les engourdissements des membres inférieurs…
- ☐ Hémorroïdes, ulcères variqueux, varices, phlébites, céphalées congestives, bourdonnements d'oreilles…

Tilleul Bourgeons

- ☐ Insomnies, angoisses, névroses, palpitations, spasmophilie…
- ☐ Parfaitement indiqué pour les enfants agités
- ☐ Anti inflammatoire …
- ☐ Gastrites, coliques spasmodiques, reflux gastro-œsophagiens …
- ☐ Détoxifiant de l'organisme : élimine l'excès de cholestérol et favorise la perte de poids.

Vigne Bourgeons

- ☐ Phlébite, hémorroïdes, menstruations abondantes et douloureuses.

- ☐ Inflammations intestinales : colites et recto colite…

- ☐ Kyste ovarien, diminution des fibromes ….

- ☐ Inflammations rhumatismales et arthrosiques chroniques, freine la formations d'ostéocytes à l'origine de déformations osseuses…

Viorne Bourgeons

- ☐ Grand draineur du poumon : asthme, allergies chroniques, rhinites spasmodiques chroniques, bronchite dyspnéisantes, bronchiolite, bronchite…

- ☐ Périarthrite noueuse, périarthrite chronique évolutive…

- ☐ Eczéma inflammatoire…

- ☐ Hyperthyroïdie…

6. Pratique de la Gemmothérapie

Nous débuterons par des protocoles détaillés de dosage et d'administration des extraits de bourgeons, essentiels pour une utilisation thérapeutique optimale.

Nous explorerons ensuite comment intégrer la gemmothérapie dans une approche holistique de la santé, en tenant compte de l'individualité de chaque patient et en visant une synergie avec d'autres pratiques de bien-être.

- Protocoles de dosage et administration des extraits de bourgeons

La gemmothérapie, avec son approche unique utilisant des extraits de bourgeons et de jeunes pousses, offre une méthode naturelle et efficace pour maintenir et améliorer la santé.

Ce sous-chapitre a pour but de fournir des protocoles clairs et détaillés de dosage et d'administration de ces extraits, essentiels pour une utilisation thérapeutique réussie.

Principes de Base du Dosage

Dans la gemmothérapie, le dosage dépend de plusieurs facteurs tels que l'âge, le poids, l'état de santé et la sensibilité individuelle du sujet.

Les extraits de bourgeons sont généralement pris par voie orale, et il est crucial de respecter les dosages recommandés pour assurer efficacité et sécurité.

Adultes et Adolescents

La dose standard pour un adulte ou un adolescent est généralement de 5 à 20 gouttes par jour, en deux à trois prise.

Cette dose peut être ajustée en fonction de la réponse et de la tolérance du patient.

Enfants

Pour les enfants, le dosage est souvent calculé en fonction du poids.

Une règle courante est d'administrer 1 goutte par année d'âge, jusqu'à un maximum de 10 gouttes par prise.

Administration des Extraits

Dilution et Prise

Les extraits de bourgeons sont généralement dilués dans de l'eau ou une autre boisson neutre.

On recommande de prendre les extraits en dehors des repas pour une meilleure absorption, idéalement 15 minutes avant.

Durée du Traitement

La durée d'un traitement en gemmothérapie peut varier.

Un traitement standard dure idéalement 28 jours suivi d'une fenêtre thérapeutique d'une semaine, puis renouvelé de la même façon sur 3 mois.

Précautions et Contre-indications

La gemmothérapie est généralement bien tolérée, mais certaines précautions doivent être prises :

Allergies et Sensibilités

Il est crucial de connaître les allergies et sensibilités du sujet, notamment en ce qui concerne les plantes utilisées dans les extraits.

Interactions Médicamenteuses

Certains extraits peuvent interagir avec des médicaments.

Il est important de consulter un professionnel de santé pour éviter toute interaction néfaste.

État de Santé Général

Les femmes enceintes ou allaitantes, les personnes âgées et ceux avec des conditions médicales graves doivent consulter un professionnel de santé avant de commencer un traitement.

Certains bourgeons sont dotés d'une propriété « Hormone like ».

Il est donc souhaitable de consulter un médecin notamment en cas de cancer hormono dépendant.

Suivi et Ajustement du Traitement

Un suivi régulier est essentiel pour ajuster le traitement en fonction de la réponse du patient.

Cela comprend :

Évaluation des Symptômes

Surveiller les changements dans les symptômes pour ajuster le dosage ou les extraits utilisés.

Ajustement du Dosage

En fonction de la réponse du patient, le dosage peut être augmenté ou diminué progressivement.

Protocoles Spécifiques

Des protocoles spécifiques peuvent être élaborés pour répondre aux besoins individuels des patients :

Synergies

La combinaison d'extraits différents peut être utilisée pour traiter des problèmes de santé complexes.

Traitements Ciblés

Des protocoles spécifiques peuvent être développés pour des conditions spécifiques telles que le stress, les problèmes digestifs ou les déséquilibres hormonaux.

6. Conclusion

L'administration précise et le dosage correct des extraits de bourgeons sont cruciaux pour l'efficacité de la gemmothérapie.

En suivant ces lignes directrices et en ajustant le traitement en fonction des besoins individuels, les praticiens peuvent maximiser les bienfaits de cette méthode naturelle de soin.

Il est toujours recommandé de travailler en collaboration avec d'autres professionnels de santé pour assurer une prise en charge globale et sécurisée du patient.

- Intégration de la gemmothérapie dans une pratique holistique de santé

La gemmothérapie, reconnue pour son approche naturelle et douce, peut être intégrée de manière efficace dans une pratique holistique de santé.

Cette approche vise à traiter le patient dans sa globalité, en tenant compte des aspects physiques, émotionnels, mentaux et spirituels de son bien-être.

La Gemmothérapie simplifiée :
Un Outil Incontournable pour Naturopathes et Thérapeutes

Compréhension Holistique du Patient

L'intégration de la gemmothérapie commence par une compréhension approfondie du patient dans son ensemble.

Cela implique une évaluation détaillée non seulement de ses symptômes physiques, mais aussi de ses émotions, de son état mental, de son environnement de vie et de ses habitudes quotidiennes.

Cette approche permet d'identifier les déséquilibres sous-jacents pouvant influencer sa santé.

Gemmothérapie et Approches Complémentaires

La gemmothérapie peut être combinée avec d'autres thérapies holistiques pour une efficacité accrue.

Par exemple :

Naturopathie

Les extraits de bourgeons peuvent être utilisés en complément des conseils en nutrition et en hygiène de vie propres à la naturopathie.

Aromathérapie et Phytothérapie

La gemmothérapie peut se marier avec l'utilisation d'huiles essentielles et d'autres extraits de plantes pour une synergie des effets thérapeutiques.

Médecine Traditionnelle Chinoise

En considérant les principes de l'énergie vitale (Qi), la gemmothérapie peut être utilisée pour rétablir l'équilibre énergétique du corps.

Écoute et Communication

Une partie essentielle de l'intégration de la gemmothérapie dans une pratique holistique est l'établissement d'une communication ouverte et empathique avec le patient.

Comprendre ses préoccupations, ses attentes et ses objectifs est crucial pour élaborer un plan de traitement personnalisé et efficace.

Suivi et Adaptation du Traitement

Le suivi régulier permet d'évaluer l'efficacité de la gemmothérapie et d'ajuster le traitement selon l'évolution des besoins du patient.

Cette démarche implique souvent une collaboration avec d'autres professionnels de santé, notamment pour les patients ayant des conditions médicales complexes.

Éducation et Autonomisation du Patient

L'éducation des patients sur les principes et les bienfaits de la gemmothérapie est essentielle.

Les encourager à prendre une part active dans leur parcours de soins renforce leur autonomie et leur engagement envers leur santé globale.

Conclusion

L'intégration de la gemmothérapie dans une pratique holistique de santé nécessite une approche personnalisée et empathique.

En travaillant de concert avec d'autres modalités thérapeutiques et en mettant l'accent sur l'écoute et l'éducation, les praticiens peuvent offrir à leurs patients une voie complète et efficace vers une meilleure santé et un bien-être général.

7. Conclusion et Perspectives d'Avenir

Dans ce chapitre final, nous récapitulons les éléments essentiels de la gemmothérapie, soulignant son rôle croissant dans le domaine de la santé holistique et de la naturopathie.

Nous avons exploré en profondeur les vertus thérapeutiques des bourgeons, radicelles et jeunes pousses, révélant comment ces petites merveilles de la nature offrent un potentiel immense pour le bien-être et la guérison.

Nous avons parcouru ensemble un voyage à travers la science, la pratique et l'art de la gemmothérapie, découvrant comment elle s'harmonise avec les principes de la médecine naturelle et comment elle peut être intégrée de manière effective dans une pratique de santé holistique.

De la précision des dosages à l'élaboration de complexes personnalisés, ce livre a cherché à fournir les outils nécessaires pour une application professionnelle et efficace de la gemmothérapie.

En regardant vers l'avenir, nous envisagerons les possibilités de développement et d'innovation dans le champ de la gemmothérapie.

Nous discuterons des avancées de la recherche, des nouvelles tendances, ainsi que des défis et des opportunités qui se présenteront pour les praticiens et les patients.

Nous soulignerons également l'importance d'une approche durable et responsable dans la pratique de la gemmothérapie, reconnaissant notre devoir envers la nature dont nous tirons ces ressources précieuses.

Ce chapitre vise non seulement à clôturer notre exploration de la gemmothérapie, mais aussi à ouvrir des portes sur un avenir où cette pratique continue d'évoluer et de s'épanouir.

Il s'agit de jeter un pont entre le savoir actuel et les perspectives futures, en invitant chaque lecteur à devenir un acteur de cette évolution passionnante.

- Résumé des bénéfices de la gemmothérapie

La gemmothérapie, avec ses extraits concentrés issus de bourgeons, de jeunes pousses et de radicelles, offre une multitude de bienfaits pour la santé et le bien-être.

Ce sous-chapitre vise à résumer ces avantages, mettant en lumière l'impact positif de cette pratique sur divers aspects de la santé.

1. Richesse phytochimique : Les extraits de gemmothérapie sont hautement concentrés en composés actifs, offrant une puissance thérapeutique accrue. Ils contiennent des hormones de croissance, des flavonoïdes, des acides nucléiques, et d'autres composés bioactifs qui contribuent à leurs effets bénéfiques.

2. Action ciblée et holistique : La gemmothérapie agit à la fois de manière ciblée sur des systèmes spécifiques du corps (comme le système immunitaire, le système digestif, le système respiratoire) et de manière holistique, contribuant à l'équilibre global de l'organisme.

3. Renforcement du système immunitaire : De nombreux extraits de gemmothérapie sont reconnus pour leur capacité à renforcer les défenses naturelles de l'organisme, aidant ainsi à prévenir les infections et à soutenir la réponse immunitaire.

4. Effets détoxifiants et de drainage : Certains bourgeons sont spécialement indiqués pour leurs propriétés de drainage et de détoxification, favorisant l'élimination des toxines et soutenant les fonctions hépatique et rénale.

5. Amélioration de la santé mentale et du bien-être émotionnel : Les extraits de bourgeons peuvent avoir des effets apaisants et équilibrants sur le système nerveux, contribuant à réduire le stress, l'anxiété et favorisant un meilleur sommeil.

6. Soutien à la régénération et à la réparation tissulaire : Grâce à leurs propriétés régénératives, certains bourgeons aident à la réparation des tissus, utile dans les cas de blessures, de cicatrisation ou de maladies dégénératives.

7. Propriétés anti-inflammatoires et antalgiques : Les extraits de bourgeons ont montré des propriétés anti-inflammatoires et peuvent aider à soulager la douleur, ce qui est particulièrement bénéfique dans les conditions articulaires et musculaires.

8. Soutien aux fonctions respiratoires et cardiovasculaires : Certains bourgeons ont un effet positif sur le système respiratoire et cardiovasculaire, aidant à améliorer la circulation sanguine et à traiter les affections respiratoires.

9. Adaptabilité et personnalisation des traitements : La gemmothérapie permet une grande adaptabilité et personnalisation des traitements, permettant de répondre aux besoins spécifiques de chaque individu.

10. Compatibilité avec d'autres approches thérapeutiques : La gemmothérapie peut être intégrée harmonieusement avec d'autres pratiques de médecine naturelle et conventionnelle, offrant une approche complémentaire efficace.

Ce résumé met en évidence la polyvalence et l'efficacité de la gemmothérapie en tant que modalité thérapeutique naturelle. Elle offre un complément précieux aux méthodes conventionnelles de traitement, avec le potentiel de traiter une large gamme de conditions de santé de manière naturelle et holistique.

- Développements futurs et direction de la recherche

En concluant ce voyage approfondi dans le monde de la gemmothérapie, ce chapitre final vise à dresser un bilan des connaissances et pratiques établies tout en tournant notre regard vers l'avenir de cette discipline fascinante.

La gemmothérapie, avec ses méthodes douces et naturelles, s'est imposée comme un pilier important dans le domaine des thérapies complémentaires, offrant une harmonie entre l'homme et la nature et un chemin vers le bien-être holistique.

La Gemmothérapie simplifiée : Un Outil Incontournable pour Naturopathes et Thérapeutes

Nous résumerons ici les principaux bénéfices de la gemmothérapie, soulignant son rôle dans la promotion de la santé et du bien-être.

Cette réflexion comprendra non seulement les effets thérapeutiques des extraits de bourgeons mais aussi leur impact sur l'équilibre physique, mental et émotionnel des individus.

Par ailleurs, ce chapitre se projette dans le futur, explorant les développements potentiels et les orientations futures de la recherche en gemmothérapie.

Dans un monde où l'intérêt pour les médecines complémentaires et les approches de santé naturelles ne cesse de croître, la gemmothérapie se trouve à un carrefour stratégique, avec des possibilités d'évolution et d'innovation.

Enfin, nous aborderons la question de la création d'une pratique de gemmothérapie durable et responsable.

Ce sujet est crucial à une époque où la conscience environnementale et la nécessité de méthodes thérapeutiques respectueuses de l'environnement sont de plus en plus présentes.

Ainsi, ce chapitre ne marque pas seulement la fin de ce livre, mais aussi l'ouverture vers de nouvelles perspectives, encourageant praticiens, chercheurs et passionnés à continuer d'explorer, d'innover et de partager les richesses de la gemmothérapie.

- Création d'une pratique de gemmothérapie durable et responsable

Dans le contexte actuel, où la durabilité et la responsabilité environnementale sont au cœur des préoccupations mondiales, il est essentiel d'aborder la gemmothérapie sous ces angles.

La création d'une pratique de gemmothérapie durable et responsable exige une réflexion profonde sur les méthodes de culture, de récolte, de production et de distribution des extraits de bourgeons.

Voici quelques principes clés à considérer :

Sourcing Éthique et Durable des Bourgeons

La première étape vers une pratique responsable est l'approvisionnement éthique des bourgeons.

Cela implique de privilégier les bourgeons issus de l'agriculture biologique, qui garantissent l'absence de pesticides et de produits chimiques nocifs.

De plus, il est essentiel de s'assurer que les pratiques de récolte n'endommagent pas les écosystèmes naturels et permettent la régénération des plantes.

Méthodes de Production Écoresponsables

La transformation des bourgeons en extraits doit être réalisée en minimisant l'empreinte écologique.

Cela peut inclure l'utilisation d'énergies renouvelables, la réduction de la consommation d'eau et d'énergie, et la minimisation des déchets produits pendant le processus.

Conditionnement et Distribution Conscients

Opter pour des emballages recyclables ou biodégradables peut réduire considérablement l'impact environnemental.

De plus, choisir des moyens de transport écoénergétiques pour la distribution des produits contribue également à une pratique durable.

Éducation et Sensibilisation

Informer et éduquer les consommateurs sur l'importance de la durabilité dans la gemmothérapie est crucial.

Cela peut inclure la transparence sur les pratiques de sourcing, la sensibilisation à l'importance de choisir des produits éthiques et durables, et l'encouragement à adopter des habitudes de consommation responsables.

Recherche et Développement

Investir dans la recherche pour améliorer constamment les méthodes de production, découvrir de nouvelles applications thérapeutiques tout en respectant l'environnement est fondamental.

Cela comprend également le développement de nouvelles variétés de plantes plus résilientes et adaptées à des conditions climatiques changeantes.

Collaboration et Partenariats

Travailler en collaboration avec des organismes de certification, des associations écologiques et d'autres acteurs du domaine de la santé naturelle peut renforcer les pratiques durables.

Ces partenariats peuvent favoriser un partage des connaissances et une mise en réseau efficace pour soutenir une pratique globalement responsable.

Engagement Communautaire et Local

S'engager auprès des communautés locales pour soutenir des projets de conservation, de reforestation, ou de développement durable peut avoir un impact positif significatif, tant sur l'environnement que sur la société.

En conclusion, une pratique de gemmothérapie durable et responsable n'est pas seulement une question de préservation de l'environnement, mais aussi une approche éthique et holistique qui bénéficie à tous : des producteurs aux thérapeutes, en passant par les consommateurs et la planète elle-même.

Adopter ces principes permet de garantir que la gemmothérapie reste une méthode de soin en harmonie avec la nature et respectueuse de son précieux équilibre.

8. Glossaire des termes de gemmothérapie

Le domaine de la gemmothérapie utilise un vocabulaire spécifique.

Voici un glossaire des termes couramment employés, qui peut aider à mieux comprendre et à s'orienter dans cette discipline :

Gemmothérapie

Branche de la phytothérapie qui utilise des extraits de bourgeons, de jeunes pousses et d'autres tissus végétaux embryonnaires pour leurs propriétés thérapeutiques.

Bourgeon

Partie embryonnaire d'une plante qui contient le potentiel de croissance et de développement de nouveaux tissus, utilisé en gemmothérapie pour sa concentration en principes actifs.

Macérât glycériné

Solution obtenue par macération de bourgeons dans un mélange d'eau, de glycérine et d'alcool, utilisée comme base des préparations en gemmothérapie.

D1

Dilution au premier degré d'un macérât glycériné, utilisée dans les préparations gemmothérapeutiques.

Phytoembryothérapie

Autre terme désignant la gemmothérapie, mettant l'accent sur l'utilisation de tissus embryonnaires de plantes.

Principe actif

Composant d'une plante ayant des effets thérapeutiques, particulièrement concentré dans les bourgeons.

Radicelle

Petite racine en formation issue d'un bourgeon, utilisée pour ses propriétés uniques en gemmothérapie.

Dynamisation

Processus d'augmentation de l'activité thérapeutique d'un extrait de bourgeon par dilutions successives.

Synergie végétale

Interaction entre différents composants des bourgeons qui amplifie leurs effets thérapeutiques lorsqu'ils sont combinés.

Holisme

Approche thérapeutique qui considère l'individu dans sa globalité (corps, esprit, émotions) et non pas seulement les symptômes d'une maladie.

Bio-dynamique

Méthode de culture agricole qui considère les fermes comme des écosystèmes complets et intègre les cycles cosmiques.

Drainage

Processus de détoxication et de nettoyage de l'organisme, souvent facilité par certains extraits de bourgeons en gemmothérapie.

Métabolites secondaires

Composés produits par les plantes, souvent impliqués dans la défense contre les prédateurs ou les maladies, et ayant des propriétés thérapeutiques.

Tienture mère

Extrait concentré de plante utilisé en phytothérapie et en gemmothérapie pour la préparation de remèdes.

Organotropisme

Propension d'un extrait de bourgeon à agir de manière spécifique sur un organe ou un système d'organes.

Ce glossaire constitue une base pour s'orienter dans le monde de la gemmothérapie et comprendre les termes techniques utilisés dans ce domaine.

.

A propos de l'auteur

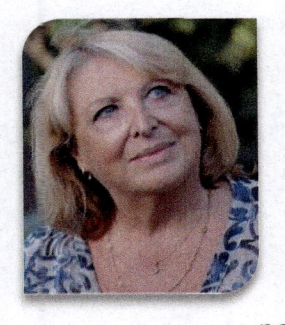

Danielle Gardet Gendre est une professionnelle passionnée du monde de la santé et du bien-être, dotée d'un parcours riche et diversifié.

Originaire de Marseille, Danielle a débuté sa carrière dans le secteur paramédical, une expérience qui lui a permis d'acquérir une compréhension profonde des besoins de santé et bien-être.

Sa curiosité et son désir d'apprentissage continu l'ont menée à explorer diverses disciplines complémentaires.

Enrichie par ses expériences hospitalières, Danielle a plongé dans l'étude de la naturopathie, de la réflexologie (plantaire, palmaire et faciale), de l'iridologie, de l'hypnose Ericksonienne, et des méthodes holistiques issues de l'énergétique traditionnelle chinoise.

Ces compétences diversifiées lui ont permis d'offrir une approche globale et personnalisée à ses clients, soulignant son engagement envers une prise en charge holistique de la santé.

En plus de sa pratique, Danielle a géré avec succès un magasin bio à Brignoles pendant une dizaine d'années.

Cette expérience a été un tremplin pour la création et le développement de sa propre marque de compléments alimentaires bio, se spécialisant notamment dans une gamme étendue de produits de gemmothérapie bio.

Cette aventure entrepreneuriale reflète son engagement à promouvoir des solutions de santé naturelles et accessibles.

Reconnue pour son expertise, Danielle a également joué un rôle clé dans la formation de distributeurs, thérapeutes et pharmaciens, leur transmettant ses connaissances approfondies en gemmothérapie et les aidant à conseiller efficacement leur clientèle.

Consciente de la complexité et des multiples possibilités offertes par la gemmothérapie, elle a identifié le besoin d'un guide complet et pratique pour les professionnels.

Cela l'a conduite à rédiger un ouvrage exhaustif sur le sujet, visant à simplifier l'utilisation de la gemmothérapie pour les naturopathes et revendeurs, le tout basé sur une compréhension systémique et détaillée des différentes préparations et de leurs indications.

Danielle Gardet Gendre est donc une figure de proue dans le domaine de la naturopathie et de la gemmothérapie, alliant expertise médicale, passion

La Gemmothérapie simplifiée :
Un Outil Incontournable pour Naturopathes et Thérapeutes

pour les thérapies naturelles et compétences entrepreneuriales.

Son travail illustre un engagement profond envers le bien-être holistique, et sa contribution à la formation et à l'éducation dans ce domaine continue d'influencer positivement la pratique de la naturopathie et de la gemmothérapie.

https://www.danielle-gardet.com

Printed in Great Britain
by Amazon